DE

LA FOLIE

DE LA DÉMENCE

ET DE LA

PARALYSIE GÉNÉRALE PROGRESSIVE

(RÉSUMÉ DIDACTIQUE)

Par le Dr Charles RACLE

Chirurgien en chef de l'Hôpital civil de Constantine.

CONSTANTINE
TYPOGRAPHIE L. MARLE
2, RUE D'AUMALE

PARIS
F. SAVY, LIBRAIRE-ÉDITEUR
24, RUE HAUTEFEUILLE

1866

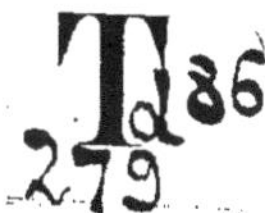

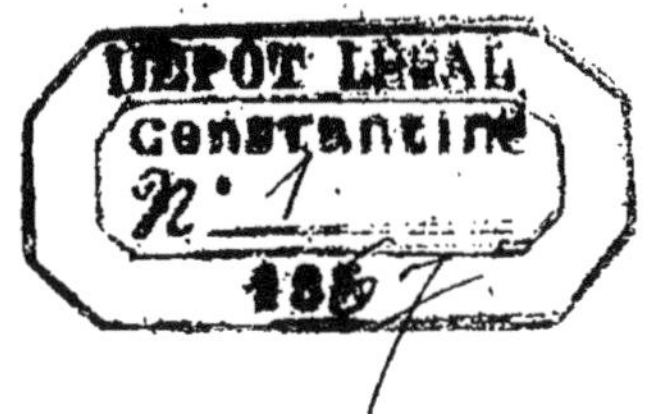

DE

LA FOLIE

DE LA DÉMENCE

ET DE LA

PARALYSIE GÉNÉRALE PROGRESSIVE

(RÉSUMÉ DIDACTIQUE)

Par Charles RACLE

Docteur en médecine, chirurgie et accouchements des Facultés
de Paris et de Bruxelles,
Chirurgien en chef de l'Hôpital civil de Constantine,
Médecin des Asiles d'aliénés, de la Prison départementale de la même ville,
Ancien Interne lauréat des Hôpitaux de Paris.

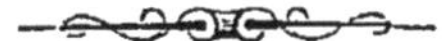

CONSTANTINE
TYPOGRAPHIE L. MARLE
2, RUE D'AUMALE

PARIS
F. SAVY, LIBRAIRE-ÉDITEUR
24, RUE HAUTEFEUILLE

1866
1867

« Les pathologistes qui ont cherché une altération, une, essentiellement
» caractéristique de l'aliénation mentale, auraient pu s'épargner, ceux qui
» ne l'ont pas trouvée, une déception, ceux qui ont cru la découvrir, une
» erreur. Il suffisait pour cela de réfléchir qu'on a réuni, d'après l'unique
» point de vue de l'analogie symptomatique, sous le nom d'aliénation men-
» tale, des maladies qui peuvent être caractérisées par des altérations orga-
» niques fort différentes, et n'avoir de commun que le trouble apyrétique
» des facultés intellectuelles. »

(PARCHAPPE, *Dict. méd.* en 25 vol., art. DÉMENCE.)

Nous étudions, dans ce mémoire, les caractères nosologiques des trois états morbides qui constituent le domaine de l'aliénation mentale, c'est-à-dire la folie, la démence et la paralysie générale progressive. Les doctrines actuellement en vogue ne savent ni ce que sont ces trois affections, ni quels rapports elles ont entre elles. Nous avons la certitude d'avoir fixé leur nature, leurs rapports, et que désormais la pathologie mentale, entrant dans la route que nous allons tracer, arrivera à poser les bases d'une thérapeutique plus rassurante que celle du traitement moral, parce qu'elle sera plus rationnelle et plus positive.

Nous ne nous faisons aucune illusion sur le sort de nos idées. Nous savons qu'il faut vingt ans pour qu'une vérité soit acceptée. Nous voudrions, pour le bien des malheureux atteints des tristes désordres qui vont nous occuper, qu'il en fût autrement. Qu'importe, cependant ! elle se fera jour invinciblement. Cette conviction profonde suffit pour nous consoler de cette autre conviction, non moins profonde, que nous ne serons pas là pour assister à son triomphe et ouir du succès de notre œuvre !

Constantine, le 26 juin 1866.

Dr RACLE.

AVANT-PROPOS.

Peut-être s'étonnera-t-on, peut-être même sera-t-on indigné de me voir affirmer que la médecine mentale est dans un état peu avancé et qui laisse beaucoup à désirer; cependant, c'est l'expression bien adoucie de ma conviction et de celle de beaucoup de pathologistes éminents. On a vanté ses progrès! Qui, cependant, pourra prendre pour des progrès les subtilités dont elle s'est enrichie dans ces derniers temps et les divisions sans fin auxquelles elle soumet ce malheureux trouble de l'esprit que, de son aveu, elle n'a pas encore pu définir à sa propre satisfaction? Parce qu'on se sera payé de mots pour expliquer des faits, et que l'on aura créé des pseudo-monomanies, des folies lucides, circulaires, et que l'on aura établi une distinction à peine importante entre la folie à double forme et la folie circulaire, on a cru avoir perfectionné les travaux de Pinel, d'Esquirol et de Georget. A-t-on vu de nouvelles choses? Croit-on avoir fait la moindre découverte utile? Qu'en a retiré la thérapeutique?

Parce qu'on a imaginé de généraliser le traitement moral et d'abandonner le traitement médical et physique, a-t-on avancé d'un pas?

Tous ceux qui de bonne foi ont étudié sérieusement et pratiquement ces questions et qui n'ont pas l'intérêt d'une spécialité à défendre, conviendront que l'on n'a rien fait et que tout est à faire.

La médecine mentale est dans sa période de scolastique : elle divise, elle distingue, elle discute; elle se débat sur et contre des mots, comme la philosophie du moyen-âge, et, comme celle-ci, elle a déserté l'observation pour les dissertations; elle livre des combats à des fantômes, elle s'en prend à des ombres, elle fait de la science à vide.

Veut-on un critérium de ses résultats? Elle arrive à assimiler le génie à la folie! Le génie est une *maladie* de l'esprit, une névrose!..... Les Socrate, les Pascal, les Luther, les Jeanne-d'Arc sont des aliénés! La médecine mentale, placée dans une voie où elle ne sait plus discerner l'état pathologique de l'état de santé; où elle ne voit plus qu'un grand homme n'a pas du génie parce qu'il est près d'être fou, mais qu'il est exposé à devenir insensé parce qu'il a du génie, et que l'excès de tension de son esprit a pour résultat possible le désordre de son intelligence, précisément parce qu'il a besoin de cette tension pour réaliser les œuvres de son génie ; la médecine mentale, qui ne discerne pas qu'elle prend le problème à rebours et qu'elle agit de même dans toutes les autres questions de son domaine, — ne peut pas être dans un état d'avancement et de progrès. Cela est de toute impossibilité.

Si l'on se demande d'où provient le mal, on en trouvera la raison dans l'isolement, où cette branche de la médecine s'est vaniteusement reléguée. Tous les grands principes de la pathologie générale ont été désertés ou tout au moins négligés par elle ; elle n'a pas voulu voir dans la folie une maladie comme les autres ; elle a prétendu en faire un être à part, n'ayant rien de commun avec les affections qui atteignent l'homme, et, partant, elle lui a donné des caractères insolites, exceptionnels, extraordinaires. On a réussi, de la sorte, à faire de la folie quelque chose de réellement étrange et sans analogue dans la pathologie humaine. C'est là le sort des spécialités : toutes y ont abouti ou sont en voie d'arriver à ce résultat déplorable ; elles ont fait divorce avec les principes qui sont la lumière de la raison appliquée aux sciences.

On a admis l'essentialité de la folie ! On en a

fait un être *sine materiâ,* comme si les lésions organiques, qui, comme le dit Georget, sont plus nombreuses dans la folie que dans toutes les autres maladies mises ensemble, n'étaient pas une preuve de sa non-essentialité et de sa dépendance; comme si l'ensemble des symptômes, souvent très-nombreux, que présente l'aliéné, ne devait pas fixer toute l'attention du médecin et faire reconnaître des maladies très-distinctes et très-nombreuses chez lui! On avait tous les éléments d'une nosologie, d'une pathogénie rationnelle, scientifique; on a préféré voir, dans l'aliénation mentale, une sorte d'entité fabuleuse, planant au-dessus de l'organisme, au lieu d'en relever, et régnant dans le domaine des idées, dans l'immatériel, d'où elle daigne à peine descendre pour effleurer de son aile impalpable quelques-uns tout au plus des rouages de l'être physique et grossier qui supporte l'intelligence de l'homme!

Loin d'adopter ces idées mystiques et sans réalité, nous rattachons la maladie au corps humain; nous en faisons une manifestation intellectuelle des maladies sans nombre qui affectent la trame organique de notre individualité, sans prétendre toutefois que la lésion qui, sans doute, existe dans le cerveau, puisse toujours se révéler à nos sens; mais nous nous gardons bien de chercher à pénétrer ce mystère et ne voulons pas aborder les questions qui s'y rapportent, sachant qu'elles sont insolubles, comme toutes celles qui, dans quelque condition qu'on se place, se présentent sans cesse aux méditations de la science dès qu'elle veut descendre dans l'intimité de l'organisme. Il est des problèmes qu'il faut savoir tenir pour interdits à la curiosité de l'esprit humain. Nous ne faisons que ce que pratique le pathologiste qui refuse de s'aventurer à la recherche du *quid divinum* duquel dépend toute manifestation de la vie; qui s'arrête sans vouloir connaître le mystère qui, dans la trame organique, préside à la production du symptôme. Nous agissons comme lui, qui ne veut pas admettre de lésions quand il n'en voit pas, et qui tient pour des maladies sans altérations anatomiques connues l'Hystérie, la Chorée, l'Épilepsie, etc., etc., dans lesquelles aucun moyen d'investigation n'a su en reconnaître l'existence.

On n'a jamais rendu aucun service à la science en supposant ce qui ne peut se constater; on l'a, au contraire, arrêtée dans son développement et dans ses progrès.

En ce qui précède, nous parlons de la lésion intime à laquelle on comprend, sans pouvoir le démontrer, qu'est due la perturbation pathologique qui détermine la folie, lésion qui n'est pas plus à notre portée dans cette maladie que dans toute autre.

Mais s'il s'agit des lésions réelles, appréciables par nos sens, nous n'en repoussons pas la valeur, par cela que nous ne pouvons pas en déterminer le rôle précis; seulement, nous concevons leur action d'une manière toute différente de celle qu'ont adoptée les anatomo-pathologistes.

Pour eux, la lésion est la condition directement active qui irrite, stimule ou pervertit les agents de l'intelligence et les force à fonctionner d'une manière irrégulière, et par conséquent, selon eux, elle doit siéger dans l'organe dont la fonction troublée est en évidence. Nous ne faisons au contraire aucune différence, sous ce rapport, entre une lésion placée dans le cerveau et une lésion éloignée des centres nerveux : d'après nous, la première agit comme la seconde, c'est-à-dire à distance. L'intervalle entre le point altéré matériellement et celui qui est lésé fonctionnellement est plus ou moins considérable, — mais voilà tout. Un fait connu nous a conduit à cette conclusion très-plausible, c'est celui-ci : que la présence même des lésions le plus grossièrement matérielles dans les centres nerveux n'empêche pas la disparition rapide, facile et complète du trouble mental. Il nous semble très-vraisemblable que, dans ces cas, l'organe troublé dans ses fonctions n'est pas celui dans lequel siége la lésion constatée; autrement, le trouble fonctionnel ne pourrait point disparaître tant que la lésion ne disparaît pas. Il est très-probable, selon nous, que le phénomène qui se passe pour le cerveau est le même que celui qui se rencontre si souvent, avec une grande netteté, dans beaucoup d'autres organes. Que le rectum ou l'utérus soit le siége d'une vive inflammation, la vessie devient elle-même le siége de troubles fonctionnels souvent prédominants et extrêmement pénibles. Une simple diminution dans l'intensité de la phlegmasie du voisinage, sans même qu'il y ait disparition de celle-ci, amène la disparition complète des accidents vésicaux, mais avec chance de retour à la moindre exacerbation de la première.

Les troubles mentals me paraissent produits de même lorsqu'il existe une lésion matérielle. Dès lors on comprend que, quelle que soit la distance où se trouvera placé le mal réel, un phénomène analogue peut se développer, avec cette différence que, dans le cas où la lésion est lointaine, la guérison du mal local étant plus fréquente et plus facile, la guérison du trouble mental le sera également.

Mais de là aussi résulte la difficulté excessive de juger les questions de localisation des fonctions intellectuelles, puisque la lésion ne porte pas précisément et exactement sur les organes dont les troubles fonctionnels sont les plus apparents, mais qu'elle est située à une distance très-variable et inappréciable jusqu'ici. On s'est donc hâté, et, selon nous, aventuré plus que ne le voudrait une science exacte et prudente, en cherchant à donner un siége précis aux fonctions intellectuelles, encore si mal connues et si mal déterminées. Au lieu de recueillir les faits et de laisser à la science le temps de les interpréter, on s'empresse de conclure et d'affirmer ce qui demain sera peut-être une erreur.

D'ailleurs, adoptant avec une entière conviction le grand principe de l'unité des centres nerveux (hémisphères cérébraux), nous sommes persuadé, avec l'illustre savant qui l'a le premier démontré, que la question des localisations des facultés est une chimère, du moins jusqu'à ce jour, et qu'il est téméraire de marcher dans cette voie, où tant de causes d'erreur peuvent favoriser des illusions dangereuses.

Dans le mémoire actuel, nous nous proposons d'étudier les trois grandes affections qui préoccupent avec tant de raison la pathologie mentale, et qui sont : 1° la folie; 2° la démence, et 3° la paralysie générale progressive. Nous avons la ferme conviction d'avoir rendu à ces trois conditions morbides leur exacte valeur nosologique, leur importance réelle, et d'avoir fait disparaître les obscurités insolubles qui ont fait de la médecine mentale une arche sainte de laquelle le profane n'est point appelé à soulever les voiles épais. Nous rattachons les maladies de l'âme à la pathologie générale de l'homme, et nous nous flattons d'avoir, en cela, rendu un service éclatant non pas à la science seulement, mais encore à la pratique de notre art, tant pour la fixation d'une thérapeutique enfin positive, que pour l'élucidation complète et assurée des problèmes les plus ardus que la médecine légale peut rencontrer dans les nombreuses questions de responsabilité morale.

Le mémoire que nous publions n'est qu'un résumé seulement du côté pathologique de la question. Si l'on veut bien lui accorder quelque attention, nous complèterons notre étude en faisant connaître les résultats psychologiques qui en découlent ; et l'on verra que, grâce à l'appréciation exacte de la valeur pathologique de la folie et de la démence, rien n'est plus facile que de mettre fin aux impossibilités qui ont empêché de donner une définition exacte, positive, nette surtout, de la folie. Nous montrerons que, de cette connaissance, résulte la possibilité de séparer la folie du délire, problème pour la solution duquel la médecine mentale a dû avouer son impuissance. Nous ferons voir qu'il est possible de dire quand et pourquoi les hallucinations et divers autres troubles de l'esprit doivent être considérés comme de la folie, et quand et pourquoi ces mêmes désordres de l'esprit ne peuvent point être considérés eomme tels.

Pour nous résumer en quelques mots, nous disons que les problèmes les plus incompréhensibles, dans l'état actuel de la médecine mentale, trouvent tous une solution non pas seulement satisfaisante, mais claire, assurée, positive, dans la doctrine de la non-essentialité de la folie, que nous présentons ici dans un court résumé.

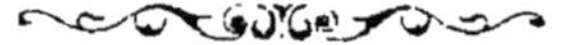

DE LA FOLIE

La folie a été successivement considérée :

1° Comme une maladie de l'âme pensante (école spiritualiste);

2° Comme une maladie matérielle des centres nerveux (école anatomique);

3° Comme une névrose (école physiologique).

Les deux premières manières de voir sont à peu près abandonnées de nos jours, ou ne comptent qu'un petit nombre de partisans; la dernière a généralement prévalu et semble dominer dans la science.

Cependant elle rend si imparfaitement compte des difficultés de la question, que ceux qui la professent se voient réduits à la fâcheuse nécessité de reprendre aux doctrines précédentes, qu'ils ont cependant condamnées, des arguments, des raisonnements dont ils ont eux-mêmes discrédité la valeur, — ou bien se trouvent contraints de faire un aveu pénible d'impuissance devant les obscurités, les contradictions, les impossibilités dont l'étude qu'ils prétendent éclaircir reste hérissée malgré tous leurs efforts et souvent toutes leurs subtilités. Et en effet, si l'on prend un à un les points principaux seulement de la description de la folie-névrose, on ne trouve rien de positif, de définitivement acquis, rien de satisfaisant, rien qui repose l'esprit et fasse dire : Je comprends. Si l'on descend dans le détail, c'est bien pis : là, pas une proposition qui soit exempte de contestations, de discussion et de contradictions.

Rappelons en quelques mots les principales difficultés du sujet.

1° De l'aveu des aliénistes les plus autorisés, la définition de la folie est impossible : aucun caractère tranché ne la sépare du délire.

Aussi a-t-il été impossible de résoudre cette question si grave : L'halluciné, celui qui a des idées délirantes, des impulsions spontanées, mais sans actes insensés, — sont-ils des fous ? S'ils ne le sont pas, que sont-ils?

2° Sa symptomatologie n'est que confusion. Toutes les fonctions, selon la plupart des mentalistes, sont dans un état d'intégrité complète ; en sorte que l'aliéné, sauf sous le rapport des facultés intellectuelles, est un homme bien portant. Georget, au contraire, après Arétée de Cappadoce, rappelle les troubles graves, profonds de tous les organes chez un bon nombre d'aliénés. Enfin il ressort des recherches de Foville, Earle, Leuret et Mitivié, que le pouls et la chaleur sont, dans la folie, plus élevés que chez l'homme en santé. Ainsi ces individus qui jouissent, assure-t-on, de la santé la plus florissante, ont les deux plus grandes fonctions de l'économie dans un état anormal, pathologique.

Quant aux symptômes intellectuels, je voudrais savoir si quelqu'un peut se flatter de connaître l'état précis de la pathologie mentale à cet égard.

On déclare que la volonté n'est jamais lésée primitivement, qu'elle ne l'est que consécutivement à un désordre de la sensibilité mentale. Mais, comme il existe un grand nombre de faits réels où rien ne démontre clairement l'existence de ce trouble de la sensibilité, on en est réduit à le supposer alors même qu'on ne le voit pas. A la place d'une démonstration, on met une supposition, ce qui n'a pas la même valeur dans une science. Et en agissant ainsi, on montre que l'on ne sait que faire des cas dont il s'agit ici, puisque l'on est obligé de les modifier pour les comprendre. On a donc eu tort de placer le point de départ de la folie dans une lésion de la sensibilité intellectuelle (Ideler). On a également eu tort de le mettre dans une erreur du jugement (Leuret). Pour ce dernier, un aliéné est un homme qui se trompe et qu'il faut corriger comme un enfant.

Mais, si la folie est une névrose, ses troubles sont irrépressibles par la volonté. Est-ce que les convulsions de l'épileptique, de l'hystérique, du choréique, est-ce que le délire qu'ils peuvent avoir sont soumis à l'empire de leur libre arbitre? Est-ce qu'ils s'agitent et se calment à leur gré? Est-ce qu'ils ne sentent pas avec terreur que leurs attaques vont soustraire à leur pouvoir toutes les grandes fonctions de relation? Est-ce que le fou ne sent pas son esprit lui échapper, quelques efforts qu'il fasse pour dominer le trouble qu'il y ressent? Si ses aberrations mentales sont involontaires, le fou n'est pas un homme qui se trompe, c'est un malade; s'il se trompe purement et simplement, sa maladie n'est pas une névrose, il n'est même pas malade. Alors, qu'est-ce qu'un aliéné? On n'est pas plus avancé.

Il est des cas où la volonté a de l'action sur les troubles mentals; mais on verra que c'est par un moyen détourné, que ces faits ne constituent d'ailleurs à aucun titre des aliénations mentales, et que les guérisons dont on a fait grand bruit et qui ont servi d'appui au traitement moral, ne se rapportent qu'à ces derniers faits et se réduisent à fort peu de chose.

3° Quant à débrouiller le chaos des formes admises à titre d'espèces distinctes, et qui se confondent à chaque instant sur le malade; à dire la différence qu'il faut établir entre l'hypochondrie et la lypémanie, entre la manie et la monomanie; à préciser la valeur de la folie lucide, de la folie circulaire, je doute que personne puisse le faire avec netteté et d'une manière qui ne comporte point de contradictions.

4° Je ne crois pas qu'il soit, dans toute l'histoire de la folie, une partie plus obscure, plus vague, plus controversée, plus pleine de contradictions, que l'anatomie pathologique. Existe-t-il des lésions? N'en existe-t-il pas? Les uns les trouvent constamment; les autres ne les trouvent jamais. Ceux-ci admettent toutes sortes d'altérations; ceux-là veulent une lésion constante, identique, et, ne la pouvant découvrir, affirment que c'est l'imperfection de nos recherches et de nos moyens d'investigation qui empêchent de la reconnaître, mais qu'elle existe cependant.

Quant à l'action des lésions sur la folie, quand ces lésions ne peuvent être niées, que de contradictions et de dissentiments! Pour les uns, elles produisent réellement le trouble de l'esprit; pour d'autres, elles ne sont qu'une condition accidentelle du développement de la névrose mentale : ce sont deux maladies distinctes, dont l'une produit l'autre; d'autres encore affirment que lésion et folie sont deux choses distinctes et sans aucun rapport entre elles, sans influence l'une sur l'autre. Il est enfin une opinion bien plus étrange encore : on déclare que la lésion matérielle est l'effet du trouble de l'esprit !

Peut-on trouver dans un sujet quelconque plus d'incertitudes, plus d'opinions opposées et des appréciations plus étranges, plus en dehors de toutes les notions de saine pathologie ?

5° Pour la marche, la terminaison, la durée, la mortalité de la folie, rien de positif. Chacun a sa statistique, qui diffère de celle des autres ; pas un seul fait acquis définitivement.

6° En présence de ces notions vagues, que peuvent être les questions pratiques ? L'incertitude est telle que les opinions les plus opposées sont en possession de la thérapeutique, et que le médecin légiste ne peut faire accepter qu'à grand'peine ses conclusions par les magistrats, qui trop souvent déclarent, à leur gré, sains d'esprit ou aliénés ceux sur lesquels l'expert a porté un jugement tout contraire.

On voit donc que la doctrine de la névrose ne décide rien, ne tranche rien ; que l'histoire de la folie-névrose n'est point encore la solution définitive du problème.

Vainement tenterait-on de substituer à cette explication celle tirée d'une autre maladie ou d'un autre état intime inconnu, comme la surexcitation nerveuse ou circulatoire ; on n'arrive pas encore à de meilleurs résultats : si quelques points deviennent plus clairs, d'autres, au contraire, le deviennent infiniment moins.

HYPOTHÈSE.

Il ne reste plus qu'une hypothèse à faire.

C'est de se demander si la folie ne serait pas l'objet d'une méprise; si l'on n'a pas groupé autour d'un pur symptôme cérébral une foule de faits qui ne lui appartiennent pas; si, en un mot, on ne fait point encore aujourd'hui pour la folie ce que pendant longtemps on faisait pour la paralysie et le délire, que, sous les noms d'*apoplexie* et de *fièvre cérébrale*, on considérait comme des maladies; — c'est de se demander enfin si le trouble mental n'est pas un pur symptôme de maladies nombreuses encore mal déterminées.

Il suffira, pour s'en assurer, de rechercher si toutes les circonstances, toutes les particularités de cette maladie vague appelée *folie* ne s'expliquent pas mieux à l'aide de cette supposition qu'au moyen de toutes les autres; s'il n'en résulte pas une clarté pleine et entière... Si tout devient clair et reprend sa place, l'hypothèse n'en est plus une : elle devient une vérité.

Si l'on veut bien se livrer avec nous à cette vérification, on verra que nous n'avons pas émis une pure vue de l'esprit basée sur le vide : tout porte désormais sur un fond solide, et l'on peut dire sans trop d'orgueil que la folie va disparaître comme entité morbide, pour faire place à l'histoire d'un symptôme commun à un grand nombre de maladies; et qu'ainsi la spécialité disparaît pour faire place à la médecine normale; la folie rentre dans le sein de la pathologie générale, dont elle est une partie intégrante à titre de symptôme, comme le délire, la paralysie, la douleur, la fièvre, tous phénomènes qui ne sont pas des entités, qui ne sont point des corps, mais des ombres.

VÉRIFICATION DE L'HYPOTHÈSE.

Une première considération doit frapper.

Si l'on examine, en effet, les descriptions des aliénistes, et, mieux encore, si l'on parcourt les maisons spéciales où l'on traite la folie, on sera frappé des disparates, si l'on peut ainsi s'exprimer, qui séparent les affections de l'âme, et de la confusion excessive qui s'y rencontre.

Chez un insensé, on rencontre des phénomènes de pléthore, de congestions diverses, de la fièvre même; chez d'autres, il existe une anémie évidente, quelquefois une cachexie profonde, qui détermine même la gangrène des poumons et des téguments. Plusieurs malades ont des troubles que l'on est convenu de désigner sous le nom de *nerveux.*

Comment, en présence de faits si différents, a-t-on pu croire n'avoir affaire qu'à une seule et même maladie ? Comment n'a-t-on pas vu autant d'affections que de tableaux différents ? Comment n'a-t-on pas reconnu qne le trouble mental n'était là qu'un analogue du délire, c'est-à-dire un symptôme qui survient dans une foule de maladies aussi différentes par leur nature que par leur gravité ?

En un mot, comment n'a-t-on point reconnu là un pur symptôme de l'ordre de ceux que, dans ma thèse inaugurale, j'ai désignés sous le nom de *phénomènes communs* des maladies ? (*De la thérapeutique générale,* 1845.)

Comment un seul trouble fonctionnel, le désordre de l'intelligence, a-t-il pu tellement préoccuper et éblouir, que l'on ait pu négliger les nombreux troubles symptomatiques concomitants et méconnaître les phlegmasies réelles, les névroses les mieux accusées, les cachexies évidentes, les maladies véritables, les espèces morbides incontestables et positives que l'on avait sous les yeux, pour faire de ce simple trouble fonctionnel, de ce vrai symptôme, une maladie tout entière, une entité pathologique ayant une existence distincte et propre?

Comment les difficultés, les impossibilités, les contradictions, les insuccès surtout, — n'ont-ils pas éclairé les observateurs, ou du moins arrêté leurs conclusions précipitées? Comment se sont-ils obstinés à voir dans des cas si complexes, si opposés, une seule et même affection, une névrose?..... Une névrose avec les lésions de la méningite, de l'encéphalite, du ramollissement et des hémorrhagies du cerveau!...

Comment les obscurités sans nombre qui jettent leur voile épais sur les rapports de la folie, de la démence et de la paralysie générale progressive — n'ont-elles pas averti que l'on n'était point dans la bonne voie et qu'il fallait rétrograder?

Cette première considération tend déjà à démontrer que la folie n'est pas une. Mais, de l'aveu même des aliénistes, on la trouve unie à un grand nombre de maladies réelles et qui constituent bien des espèces nosologiques.

Or, toutes ces maladies sont des affections qui troublent le système nerveux dans toutes ses fonctions. Comment n'a-t-on pas vu, ou plutôt comment a-t-on refusé de voir que le trouble des facultés mentales n'est qu'un symptôme de plus à ajouter à tous les désordres nerveux déjà existants?

On décrit la folie dans l'hystérie, dans l'épilepsie, dans la pellagre, dans les empoisonnements, dans l'alcoolisme, et l'on ne voit point qu'elle n'est là qu'à titre de symptôme, et rien de plus !

Et dans les fièvres et dans la syphilis, elle ne serait pas un symptôme non plus, si tant est qu'elle s'y produise ?

Enfin dans les phlegmasies cérébrales, dont Calmeil a tracé une description si complète et qui restera comme un monument achevé, comment y voir la folie à un autre titre qu'à celui de symptôme ?

On l'a trouvée, on le voit, avec des névroses, des intoxications, des lésions anatomiques variées. Elle ne peut s'expliquer alors que comme un pur symptôme ; mais alors elle explique toute l'histoire de la folie.

Voici la liste, aussi complète que nous avons pu la faire, des conditions pathologiques dont la folie doit être considérée comme le symptôme *commun* :

1re CLASSE. — *Maladies cérébrales et nerveuses.*

Congestion,— inflammation,— ramollissement, — induration,— hémorrhagie,— dégénérescences diverses (tubercules, cancers, etc.), — hydropisie, œdème, etc., du cerveau et des méninges.

2e CLASSE. — *Maladies éloignées.*

Pneumonie du sommet,— maladies organiques du cœur droit, — érysipèle du cuir chevelu, — maladies de l'estomac, du foie, de l'intestin, de la rate, des reins, de la vessie, des organes génitaux.

3e CLASSE. — *Fièvres.*

Fièvre typhoïde, — fièvre intermittente, — scarlatine.

4e CLASSE. — *Maladies anémiques.*

Anémie, — chlorose, — hémorrhagies,— opérations chirurgicales.

5e CLASSE. — *Névroses.*

Hystérie,— chorée,— épilepsie,— nervosisme.

6e CLASSE. — *Diathèses.*

Rhumatisme, — goutte, — tubercules.

7e CLASSE. — *Empoisonnements.*

Alcooliques, — narcotiques, — plomb, — pellagre.

8e CLASSE. — *États dits physiologiques.*

Grossesse, — accouchement, — lactation, — coït, — masturbation, — émotions, — joie, — frayeur, — tristesse.

9e CLASSE. — *Arrêts de développement et vices de conformation.*

Surdi-mutité, — idiotie, — imbécillité, — développement incomplet de l'intelligence.

La symptomatologie, l'anatomie pathologique, la marche, les terminaisons, la thérapeutique, n'offrent plus d'obscurités ; tout se comprend sans peine, dès que l'on ne voit plus dans la folie qu'un symptôme dû au trouble de l'intelligence et déterminé par les diverses maladies que nous venons d'énumérer. Le pathologiste trouve, dans cette appréciation, le fil conducteur qui doit le guider et l'empêcher désormais de s'égarer dans le dédale de la pathologie mentale. Montrons en peu de mots la réalité de cette proposition.

§ Ier. — *Symptomatologie.*

La folie, étant un symptôme, n'a pas de symptômes ; tous ceux que les aliénistes ont groupés autour d'elle appartiennent à l'affection qui, existant chez le malade, a déterminé chez lui le développement du trouble mental. Il résulte, de cette appréciation, que le désordre de l'esprit est du même ordre que n'importe quel autre symptôme co-existant avec lui, et n'a pas plus de valeur ni plus d'importance. Au lieu donc de faire relever tous les désordres des fonctions de la perturbation de l'intelligence, on les considèrera comme dépendant d'une maladie de laquelle dépend au même titre la folie. On ne dira donc plus que les hallucinations, les perversions des instincts, les obsessions d'idées, les perturbations du pouls, de la chaleur, de la digestion, etc., sont les symptômes de la folie ; on admettra que ce sont les symptômes d'une maladie dont la folie est le symptôme absolument de même signification. Folie, aberrations diverses de l'esprit, troubles des fonctions somatiques, seront donc des troubles parallèles, égaux, marchant sur une même ligne et placés sous la dépendance d'une maladie-mère dont ils sont la traduction, dont ils sont le langage parlé par des fonctions différentes.

La folie n'est que la note fournie, dans ce concert pathologique, par les facultés intellectuelles troublées par la maladie, au même titre que la chaleur et la fréquence du pouls sont celles qu'y apporte la circulation, soumise à la même influence. Et qu'y a-t-il là d'étonnant? Les facultés intellectuelles ne sont-elles pas les fonctions du système nerveux, comme les pulsations du cœur celles du système circulatoire sanguin, comme la respiration est celle de l'appareil respiratoire? Leur trouble peut-il être autre chose qu'un symptôme? Et ce symptôme peut-il en tenir d'autres sous sa dépendance?

Non. La cause qui trouble toutes les fonctions trouble aussi le système nerveux; et, puisqu'elle jette le désordre dans la sensibilité et le mouvement, elle ne fait qu'un pas de plus en troublant l'intelligence. Sensibilité, motilité, intelligence, ne sont-elles pas les fonctions d'un même appareil? Qui atteint les unes ne peut-il pas atteindre l'autre?

On voit donc que nous rejetons toute subordination entre les symptômes. Le désordre de l'esprit ne tient pas sous sa dépendance les troubles des autres fonctions de l'économie; tous sont des rameaux issus d'un même tronc et qui ne s'engendrent point les uns les autres.

Par là, on concevra facilement la symptomatologie si mal comprise des maladies mentales. L'absence de perception de la douleur chez un certain nombre de fous ne sera plus expliquée constamment par l'absorption de l'attention, mais par une insensibilité réelle. Dans ces cas où ni les blessures les plus graves, ni les brûlures les plus intenses ne peuvent faire naître ni une plainte, ni un cri, peut-on admettre la distraction seule du malade? Non. Il sera facile de reconnaître une lésion matérielle des centres nerveux et une analgésie réelle.

On concevra aussi que les aliénés en proie à une hystérie, à une chorée, à une anémie pure, à un rhumatisme chronique peu étendu, peuvent bien avoir tous les attributs d'une excellente santé, manger, dormir, marcher, travailler même comme des gens valides, et que, pour ces cas, l'observation *que les aliénés, sauf sous le rapport intellectuel, sont des gens bien portants*, est une vérité.

Mais on comprendra que ceux qui sont atteints de méningite, de ramollissement cérébral, de quelque grave cachexie générale ou de cancer, d'alcoolisme chronique, etc., — on comprendra, dis-je, que ces individus pourront arriver à l'état de maigreur excessive, de troubles de toutes les fonctions de nutrition, qui ont été éloquemment décrits par Arétée de Cappadoce et par Georget. On comprendra que le pouls et la chaleur de ces derniers malades ne seront pas la chaleur ni le pouls des précédents.

On comprendra ce qui a dû arriver souvent, et ce qui est arrivé en effet. Si l'on fait des relevés sur la fréquence du pouls ou l'élévation de la température, on obtiendra des résultats tout opposés lorsque l'on tombera sur une série de malades de la première catégorie ou sur ceux de la deuxième; que l'on aura le pouls normal pour la première et un pouls plus fréquent pour la deuxième. Mais si l'on fait une moyenne, on se rapprochera d'autant plus de l'une ou de l'autre que l'on aura observé sur un plus grand nombre de malades de celle-ci ou de celle-là.

§ II.

L'*état anatomique* des malades se conçoit aussi nettement que la symptomatologie.

Les aliénés atteints de méningite, de ramollissement cérébral, de cancers, de tubercules, etc., etc., auront des lésions : cela est facile à admettre; tandis que ceux qui ne sont aliénés que par l'effet d'une névrose, d'une anémie pure, d'un rhumatisme léger, ne présenteront aucune altération matérielle.

Il devient donc oiseux et absurde de nier aussi bien que d'affirmer la présence constante des lésions ou d'une seule lésion.

Il devient également oiseux et absurde de prétendre que les lésions sont l'effet de la perturbation mentale, quand la symptomatologie révèlera l'existence positive d'une méningite, d'un ramollissement ou d'un cancer.

Il devient oiseux et absurde de dire que les lésions agissent comme des causes occasionnelles sur une névrose distincte d'elles.

Il devient oiseux et absurde de chercher la lésion *intime* et constante à laquelle est dû le trouble mental, car on sait fort bien que c'est là une de ces questions dont la solution nous échappera certainement toujours, tant que nous ne connaîtrons pas le principe et l'essence de la vie.

§ III.

Le *diagnostic* ne consistera plus à rechercher seulement le trouble mental, mais la maladie qui l'a produit. Et l'on comprend que lors même que ce trouble sera absent, on pourra toujours reconnaître s'il a pu exister, en constatant, au moment de l'examen, une maladie dont il peut être un symptôme, — fait fort important au point de vue médico-légal, pour les cas de folies transitoires.

§ IV.

Quant aux *formes* de la folie, aux manies, monomanies, hypochondrie, lypémanie, folie circulaire, pseudo-monomanies, etc., etc., auxquelles on a voulu donner tant d'importance qu'on a été jusqu'à trouver une marche, une gravité, une mortalité et des terminaisons différentes pour chacune d'elles, on appréciera leur valeur en songeant qu'elles résultent des maladies les plus variées, et qu'en même temps toutes peuvent être produites par chacune de ces maladies. Toutes peuvent naître comme symptômes d'une méningite, et alors elles auront toutes la même marche, la même durée, les mêmes terminaisons que la méningite; mais lorsqu'elles seront les symptômes d'une hystérie, bien qu'ayant les mêmes caractères, en tant que désordre mental, elles diffèreront notablement, sous les rapports de la marche, de la durée, etc., des mêmes troubles nés sous l'empire de la maladie précédente. Ainsi donc, les généralités données pour chacune de ces formes prise à part, n'ont aucune valeur et ne pouvaient avoir rien d'utile, parce qu'elles s'appliquaient à plusieurs maladies fort différentes les unes des autres.

§ V.

De ce qui précède, on peut tirer cette conclusion : qu'il y aura des manies graves, celles qui sont liées aux méningites, aux encéphalo-méningites, etc., et d'autres légères, liées aux névroses et aux anémies ; il en sera de même des monomanies et de toutes les autres formes. Il n'y a pas davantage de pronostic pour la folie prise en général : le pronostic se rapporte non au symptôme, mais à la maladie qui le provoque ; il sera celui de cette dernière, et rien de plus.

On comprend que toutes les tentatives faites à ce sujet n'ont pu aboutir qu'à des banalités sans aucune valeur. Aussi le vague le plus désespérant plane-t-il sur ce point de l'histoire de la folie, et les appréciations les plus opposées sont-elles accumulées dans les traités, ainsi que nous l'avons montré précédemment.

§ VI.

Les mêmes observations s'appliquent exactement à la *marche*, à la *durée*, aux *terminaisons* de la folie. La folie n'a ni marche, ni durée, ni terminaisons ; la maladie qui l'a pour symptôme a seule pouvoir pour faire durer, marcher ou terminer le trouble mental d'une manière ou d'une autre. Les maladies avec lésions matérielles diffèrent sous tous les rapports des maladies sans lésions. La folie sera donc ce que ces maladies la feront : courte ou longue, aiguë ou chronique, curable ou incurable, selon qu'elles le seront elles-mêmes.

§ VII.

Enfin, quant à la *mortalité* de la folie, qu'a-t-on pu en dire? Rien encore n'est fait, parce qu'on ne pouvait rien faire en prenant pour base un pur symptôme. Désormais, on rapportera la mortalité à la maladie mère de la folie, et alors on aura des résultats positifs.

On n'émettra plus ces absurdes prétentions de trouver la manie plus bénigne que la monomanie, et la lypémanie plus grave que l'une et moins grave que l'autre. C'est la méningite qui sera grave, et non la manie, la monomanie et la lypémanie, qu'elle fait naître ; c'est l'hystérie qui est bénigne, et non la manie, la monomanie ou la lypémanie qui en résultent.

§ VIII.

Quelle modification profonde subit la *thérapeutique* de la folie ! Ce n'est point celle-ci qu'il faut traiter, mais la maladie qui fait naître la folie. Dès-lors, c'est à la méningite, c'est au ramollissement cérébral, c'est à l'hystérie, à l'anémie, etc., qu'il faut adresser le traitement. Ce sera donc tantôt la méthode antiphlogistique, tantôt la médication tonique ou antispasmodique qu'il faudra mettre en usage.

Dès-lors aussi sont jugées les méthodes exclusives.

Dès-lors aussi est condamné, comme une monstruosité sans nom, sans cœur et sans honneur, le fameux traitement moral dont je montrerai le triste rôle en présence de maladies réelles, certaines, incontestables. Que dire, en effet, de l'application des moyens d'intimidation morale à des malheureux atteints de méningite, ou même seulement d'hystérie ? Que dire des douches répressives données à ces pauvres délirants dont le sang est appauvri ? Rien, si ce n'est que c'est là une aberration mentale réelle et triste.

Ce ne seront plus des manies, des monomanies, des lypémanies, des folies lucides que l'on aura à traiter, mais des méningites, des rhumatismes, des hystéries, des affections organiques, quelle que soit d'ailleurs la forme du trouble mental.

La thérapeutique aura besoin de se guider sur les nuances les plus délicates du diagnostic; elle ne devra jamais oublier que le symptôme folie n'exige point, pour se produire, les lésions les plus graves des centres nerveux, mais que, tout au contraire, il suppose les troubles matériels les plus légers, les plus fugaces, les plus mobiles, lors même que l'altération organique est la plus tenace et la plus immobile. De là, deux écueils : 1° de juger la guérison réelle par la seule disparition du trouble mental, et, par contre, de ne pas admettre la guérison tant que le symptôme folie existe; 2° de faire une thérapeutique ou trop énergique ou trop douce.

L'examen des symptômes fournis par les autres fonctions, que l'on néglige trop en médecine mentale, éloignera de ces deux écueils.

Le diagnostic fondé sur l'ensemble du mal montrera que les lésions sont légères, quoique réelles cependant, lorsque, par exemple, le mal naîtra sous l'influence des émotions morales, d'un travail intellectuel ou d'une surexcitation anormale du système nerveux. Le médecin en tirera les inductions nécessaires pour instituer une thérapeutique modérée et qui n'ait rien de spoliatif pour le reste de l'économie.

A-t-il révélé une phlegmasie? Le praticien songera que le mal, quoique tenace, n'est jamais arrivé à son summum d'intensité tant qu'il n'y a que le symptôme folie et non délire; que l'état local n'est pas au degré le plus élevé de l'inflammation; et, tout en faisant une thérapeutique en rapport avec la ténacité de la lésion, il se gardera de mettre en usage des moyens profondément épuisants, qui n'ont aucun effet sur la phlegmasie, et détermineront une anémie ou une cachexie le plus souvent funeste.

L'exploration du malade montre-t-elle qu'il est en proie à une de ces grandes névroses encore si mal connues, à un état nerveux mal défini, qu'il n'offre aucune lésion soit inflammatoire, soit organique, on ne devra point perdre de vue que tous ces modes pathologiques sont souvent l'effet d'un état anémique et même cachectique. Les agents reconstituants seront les seuls indiqués en pareil cas. Et l'on guérira ainsi des folies nombreuses par les moyens toniques, tandis que, dans les cas précédents, on avait dù mettre en usage les médications spoliatives de toute nature.

On voit donc que la thérapeutique, ici comme dans tout le reste de la pathologie, devra se baser sur un diagnostic exact et minutieux. Ce n'est plus sur le diagnostic du symptôme, de ses formes et de ses variétés, qui n'ont aucune valeur pratique, mais sur celui de la maladie, cause première de tous les accidents mentals ou autres, que cette thérapeutique doit se fonder pour être solide et en même temps éclairée.

On n'aura plus qu'à rire du rire des dieux d'Homère, si l'on ne trouve pas plus juste d'en gémir amèrement, de la prétention qu'a eue le traitement moral de guérir le délire du fou par des paroles et des menaces, et de la crédulité incroyable de ceux qui ont pu y ajouter foi.

§ IX.

Au point de vue médico-légal, les résultats ne sont ni moins heureux, ni moins importants que tous ceux qui précèdent. Ce n'est plus, selon l'imprudente et funeste expression de Leuret, un homme qui se trompe que nous présentons aux juges : c'est un malade, un être qui n'a pas plus de prise volontaire sur son symptôme cérébral, que tout autre malade n'en a sur ceux de l'appareil dont il souffre. Il est *a mente captus,* selon la nette et ferme expression latine, comme le phthisique est saisi par la respiration. L'un ne peut pas plus maîtriser une idée insensée qui lui passe dans l'esprit, que l'autre ne peut étouffer sa toux ou arrêter le sang qu'il rejette. C'est un malade, un vrai malade ; il n'est pas fou, il est atteint de méningite ; il n'est pas aliéné, il est hystérique, choréique, épileptique, anémique, cachectique. En un mot, il est malade; son esprit divague, comme les muscles, comme le cœur, le poumon, le sang divaguent eux-mêmes et en même temps que lui.

Le médecin montrera au magistrat un ensemble de troubles formant un tout dont la lésion mentale forme un des chaînons; le magistrat n'aura qu'à s'incliner. Est-ce que, lorsqu'on lui déclare qu'un accusé est atteint de fièvre typhoïde, il refuse de le croire? Quand on lui affirmera que l'on a sous les yeux un malade atteint de méningite, le juge pourra-t-il faire autrement que pour une fièvre typhoïde?

On ne verra plus se renouveler des condamnations attristantes pour le médecin, comme celles de Papavoine, d'Henriette Cornier, qui furent jugés comme des criminels, malgré les éloquents rapports de médecins de talent, qui n'ont eu qu'un tort : celui de n'avoir vu que des aliénés là où ils auraient dû montrer des malades.

On ne pourra plus voir le magistrat substituer son appréciation à celle du médecin, et, de son autorité propre, déclarer aliéné ou non celui que l'expert juge autrement. Je n'attaque point, tant s'en faut, la prudence des hommes distingués qui sont chargés d'appliquer la loi; mais l'incertitude où ils se trouvent placés par les données insuffisantes de la science actuelle, les met dans une situation où ils croient de bonne foi pouvoir être juges aussi d'une question médicale, lorsque, au contraire, la loi leur fait un devoir de consulter la médecine et de tenir compte de ses appréciations. Si donc ils se substituent à l'expert, c'est que celui-ci ne leur fournit point des conclusions assez fortement justifiées pour qu'ils ne puissent pas s'affranchir de leurs conséquences. Si l'expert leur exposait des faits, au lieu d'opinions, et des constatations aussi nettes que celles d'une fracture, d'une maladie réelle et positive, les juges seraient heureux de n'être pas livrés à leur seule appréciation, ce qui est toujours pour eux un embarras et entraîne souvent une grave responsabilité, qui leur pèse et qu'ils déplorent.

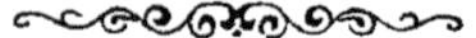

DE LA DÉMENCE.

Comme la folie, la démence n'est qu'un symptôme caractérisé par un trouble de l'intelligence.

Elle est due aux mêmes maladies que celles qui font naître le symptôme folie.

Elle aura des lésions matérielles quand ces maladies en développent; elle en sera dépourvue quand les maladies qui la produisent n'en ont pas.

Les symptômes qui accompagnent la démence n'appartiennent point à celle-ci, mais à la maladie dont le trouble mental est lui-même un effet.

Aussi ces symptômes varieront-ils suivant cette maladie : à peine marqués dans les névroses et quelques autres maladies, ils seront graves et nombreux dans les méningites, les encéphalites et les affections organiques développant des cachexies.

L'âge, en amenant l'usure de tous les organes, amène la démence sénile ou l'enfance du vieillard, avec tout le cortége des phénomènes de la décrépitude sans maladie. On a eu le tort de donner le nom de démence sénile à celle qui arrive chez le vieillard à la suite d'apoplexie, de ramollissement, etc.

Il résulte de la différence de gravité des maladies qui démentent l'homme, une grande différence dans la curabilité de la démence.

On devra en effet rapprocher de la démence, pur symptôme, cet affaiblissement, cette hébétude de l'esprit qui suit un certain nombre de maladies aiguës qui ont produit une détérioration grave et cependant curable de l'économie. L'état mental qui se développe alors a tous les caractères de la démence des aliénés, mais il ne dure que quelques semaines ou quelques mois et finit par guérir peu à peu. A la suite des fièvres typhoïdes, des intoxications, des maladies paludéennes surtout, on remarque cet état, que l'on a désigné quelquefois sous le nom de démence aiguë.

Il y aura donc une démence incurable et une curable.

DE LA

PARALYSIE GÉNÉRALE

PROGRESSIVE.

Ce n'est encore là qu'un symptôme. On ne doit entendre sous ce nom qu'un trouble du mouvement caractérisé par la diminution graduelle de la puissance musculaire générale.

Les maladies qui lui donnent naissance sont les mêmes, sans exception, que celles qui produisent la folie et la démence.

La paralysie progressive se rencontrera donc, comme la folie et la démence, tantôt avec, tantôt sans lésions anatomiques; et quand ces lésions existent, elles sont aussi variées que dans les deux autres troubles.

De là ce résultat : que les symptômes qui se rencontrent chez les malades atteints de cette affection sont très-variables, puisqu'ils sont liés à des maladies très-différentes.

De là, l'existence de troubles très-nombreux et très-graves chez les uns, de troubles peu marqués chez d'autres.

De là, l'extrême gravité de cette paralysie dans certains cas et sa singulière curabilité dans certains autres.

Il faut remarquer que les aliénistes n'ont tenu compte que des faits graves et toujours mortels, et que les autres faits en ont été séparés sous les noms d'ataxie locomotrice progressive, d'ataxie atrophique, etc.

Cependant le symptôme principal paralysie est le même, et ne diffère que parce que les maladies qui le font naître sont moins graves que celles qui produisent la paralysie dont les aliénistes se sont occupés. Dans ces dernières, c'est le ramollissement cérébral qui est généralement la maladie première; dans les autres, ce sont des névroses, des rhumatismes, des anémies, etc. Aussi est-il absolument mortel dans les premiers cas et ordinairement curable dans les derniers, même spontanément.

RAPPORTS

De la Folie, de la Démence et de la Paralysie générale progressive entre elles.

Considérées comme maladies distinctes, comme espèces morbides, la folie, la démence et la paralysie générale progressive sont, comme nous l'avons vu, la source de difficultés insolubles lors même que l'on ne les étudie qu'en elles-mêmes. Considérées dans leurs rapports, c'est une confusion encore plus inextricable. Ne pouvant se rendre compte de leur isolement ou de leur réunion, on s'est trouvé forcé de faire autant d'espèces morbides distinctes que l'on rencontrait de combinaisons et même de variétés de combinaisons.

Ainsi la folie, associée à la paralysie générale, a été considérée comme distincte et de la folie simple, d'une part, et de la paralysie générale progressive simple sans aliénation mentale, d'autre part. De là, trois entités nosologiques pour presque tous les aliénistes. Mais ce n'est pas tout. La paralysie générale progressive pure sans aliénation mentale, mais avec démence, a été séparée de l'ataxie locomotrice progressive pure. La différence de gravité était cependant tout ce qui les séparait.

Enfin, si l'on étudie les discussions qui ont été élevées sur la paralysie unie à la folie, pour savoir si c'est encore une folie lorsque la paralysie débute, — ou une paralysie quand la folie est le premier symptôme, — pour savoir s'il est possible même que la folie vienne après l'apparition du trouble du mouvement, on verra que l'on n'a aucune espèce d'idées arrêtées sur ce sujet, pourtant si facile.

Dès que ces trois ordres de lésions du système nerveux ne sont que des symptômes ; dès qu'ils sont produits par les mêmes maladies, on comprend sans difficultés qu'ils peuvent s'isoler ou s'associer de toutes les manières possibles.

Ce que l'on ne veut pas comprendre, c'est qu'une maladie comme la méningite ou l'encéphalo-méningite ne fasse pas toujours naître la folie; et, parce que dans ces affections ce symptôme n'existe pas, on en conclut que la folie n'est pas liée à la phlegmasie. Mais toutes les maladies sont dans le même cas! Elles ne font pas toujours naître tous leurs symptômes; et cependant ceux qui manquent n'en sont pas moins des effets de cette maladie quand on les rencontre avec elle, et on ne les y regarde pas comme des affections à part, comme des névroses. Ainsi, la toux peut manquer dans la pleurésie; est-ce une raison suffisante pour en conclure que la toux n'est pas le symptôme de cette inflammation, lorsqu'on rencontre chez un malade une pleurésie avec de la toux? La fièvre typhoïde n'est pas toujours accompagnée d'épistaxis; mais quand il s'en présente avec elle, dit-on que l'épistaxis n'est pas le symptôme de la fièvre typhoïde? Et, pour nous rapprocher davantage de notre sujet, le délire est souvent un effet de la méningite; mais, parce qu'il y manque quelquefois, a-t-on jamais songé à nier qu'il soit le symptôme de la méningite lorsqu'il se manifeste avec elle?

La folie qui naît chez un individu atteint de méningite est son symptôme, bien qu'elle puisse y manquer et se trouver ailleurs que dans cette maladie. Il en est de même de la démence et de la paralysie générale progressive.

Ce point établi, il est facile de comprendre que les maladies que nous avons indiquées comme conditions productrices des trois symptômes que nous étudions, peuvent faire naître ces symptômes tantôt isolés, tantôt réunis. Et l'on peut voir ainsi quatre malades avoir : le premier, les troubles de l'intelligence qui caractérisent la folie; le second être pris de démence, le troisième de paralysie générale progressive,— tandis que le quatrième présentera les trois symptômes réunis. Et cependant, ces quatre malades peuvent avoir tous la même maladie.

Il n'y a là rien de plus merveilleux que ce qui se présente chaque jour dans d'autres affections. Un individu est hémiplégique, un deuxième a des convulsions épileptiformes, un troisième du délire, et cependant tous trois n'ont qu'un ramollissement cérébral; un quatrième atteint de la même affection réunira en lui seul les symptômes des trois autres. Nul ne s'étonne de ces faits, on n'y trouve rien de mystérieux. Il n'y a pas lieu d'être plus surpris lorsqu'il s'agit de la folie, de la démence et de la paralysie progressive.

L'ordre d'association de ces trois symptômes a aussi été le sujet de difficultés, de discussions sans résultat. Lorsque la folie précède les deux autres troubles, on ne fait aucune remarque, cela semble normal; mais, dès qu'elle paraît après le développement de la démence et de la paralysie, aussitôt on est dérouté; on est tenté de croire que l'on a devant les yeux une maladie tout autre que la première, et même l'on est disposé à incriminer l'observateur maladroit qui a dû méconnaître des accès de folie antécédents; en un mot, on fait tout son possible pour corriger les faits au profit d'une théorie commode, qui ne comporte pas tant de détails et tant d'exceptions.

En se mettant à notre point de vue, on ne trouvera plus les observations recueillies si étranges; on concevra que la folie *doit* se développer tantôt avant, tantôt après, tantôt pendant la démence ou la paralysie générale, tout comme le délire peut éclater avant l'apparition d'une hémiplégie ou des convulsions, ou se produire avec ou même après elle.

La maladie-mère de ces symptômes est seule l'arbitre de leur isolement ou de leur réunion et du mode de leur association; elle leur imprime un ordre de succession à son gré, sans que nous puissions encore trouver la loi d'après laquelle il a lieu.

Le caractère de la folie liée à la paralysie générale progressive a été l'objet d'assertions inexactes. Presque tous les aliénistes accordent au délire qui survient dans ces cas la forme de la *manie* dite *ambitieuse,* manie des grandeurs; si bien que lorsqu'on rencontre un malade atteint de ce genre de troubles de l'esprit, on est disposé à croire qu'il se paralysera, et qu'en présence d'un paralytique, on est porté à déclarer que, s'il a eu du délire, ce trouble a eu le caractère de la manie des grandeurs. Ce sont là autant d'erreurs. Toutes les formes possibles de la folie peuvent exister avec la paralysie générale, toutes sans exception. Et, d'autre part, de très-nombreuses manies ambitieuses n'aboutissent jamais à la paralysie progressive. Les faits les plus clairs, les plus positifs établissent la réalité de cette proposition, et il n'a fallu rien moins que l'esprit de système pour les faire écarter ou méconnaître.

Aussi abandonne-t-on de tous côtés ces assertions inexactes, qui avaient eu quelque faveur et qui sont soutenues encore par quelques observateurs superficiels. Mais Baillarger a déjà montré qu'il existe des malades chez lesquels le *délire hypochondriaque,* survenant au milieu de la *mélancolie,* peut annoncer le développement de la paralysie générale; Brière de Boismont, à son tour, fait connaître comme ayant la même valeur le changement de caractère et d'habitudes des personnes qui n'ont jamais eu de troubles de l'esprit, et surtout l'irritabilité plus grande, les mouvements de colère, de violence, etc.; et il ajoute qu'il en est de même de certaines perversions des facultés morales et affectives, et signale comme la plus fréquente la manie du vol.

On voit donc qu'il était plus simple de reconnaître que toutes les formes de troubles mentals peuvent se rencontrer avant que la paralysie générale progressive se produise. Et en effet, puisque celle-ci est le symptôme de toutes les maladies qui peuvent produire les désordres de l'intelligence, on devra inévitablement trouver les mêmes formes de délire avec ou sans paralysie ultérieure. Toute tentative pour établir un caractère propre au délire qui précède la perte du mouvement, est donc aussi illusoire que celle que l'on ferait pour découvrir dans les premières périodes de la phthisie des signes qui annonceront le ramollissement des tubercules. On doit toujours craindre le développement de la paralysie chez le fou, comme on doit redouter le ramollissement des tubercules pulmonaires; les deux symptômes sont aussi imminents, mais la mort ou la guérison prévient l'évolution complète du mal dans un grand nombre de cas, dont il s'agirait de déterminer la proportion.

Les théories abstraites prévalant toujours sur l'observation patiente et rigoureuse, tous les faits qui ne peuvent point rentrer dans le cadre qu'elles ont tracé sont mis de côté; on en fait autant d'espèces morbides distinctes, et la science s'encombre d'entités mal définies de plus en plus nombreuses. On en est même arrivé, en médecine mentale, à créer une sorte de déversoir général, où l'on place, sous le nom commun de pseudomomanies, folies partielles diffuses, les faits les plus disparates, mais qui ne trouvent point à se caser dans les classifications admises, parce qu'elles sont purement théoriques et insuffisantes. C'est ainsi que l'on a fait pour les cas de paralysie générale progressive. L'ataxie locomotrice progressive et l'ataxie atrophique reçoivent tous les faits que la précédente, telle qu'elle est conçue par les aliénistes, ne saurait comporter.

Si l'on cherche à se rendre compte des conditions productrices de ces trois symptômes, on comprendra mieux encore leurs relations. La même maladie peut les faire naître tous, mais ils répondent à des périodes différentes du mal, et à un état anatomique différent. La folie est le symptôme du début et de la lésion la moins grave. La démence et la paralysie répondent à la période ultime et aux désordres anatomiques les plus avancés. Cette notion suffit pour faire comprendre toutes les particularités de la marche des affections dont nous nous occupons, et se trouve en accord scrupuleux avec les faits les mieux constatés.

Examinons les diverses classes des maladies aliénipares, et nous verrons que tout s'y explique sans subtilités et sans forcer les faits à se plier à une théorie.

Les symptômes folie, démence et paralysie générale naissent sous l'empire de maladies ayant des lésions anatomiques ou n'en présentant pas. Ces deux cas offrent des analogies et des différences.

Premier cas. — Lorsqu'il existe des lésions organiques, on peut dire qu'il n'y en a qu'une seule à considérer : la phlegmasie des centres nerveux (méningite et encéphalite), presque toutes les lésions lui donnent naissance et n'agissent que par elle. Elle peut aussi être primitive. Mais consécutive ou primitive, l'ensemble est le même ; la marche seule peut différer.

Or, lorsqu'il existe une phlegmasie (méningite ou encéphalite), et qu'elle est à l'état aigu, elle développe le délire, les convulsions, etc., qui ne nous intéressent pas, mais qui peuvent être le début de la maladie qui fixe notre attention. Lorsqu'elle est subaiguë ou chronique, soit d'emblée, soit après que l'état aigu s'est apaisé, la folie survient et dure tant que l'état subaigu ou chronique est à sa première période et n'a pas produit de lésion désorganisatrice. Ces sortes d'inflammations sont sujettes à des retours à l'état aigu ; des congestions actives se produisent par intervalle, dans les centres nerveux comme dans tous les autres organes ; alors éclate le délire, ou tout au moins ces accès de manie si connus des aliénistes, qui cependant les prennent pour une autre maladie survenant dans la première. Cet état peut se prolonger longtemps, parce que les lésions ne peuvent pas être intenses sans entraîner la mort. Puis le mal se termine de deux manières très-différentes : dans un certain nombre de cas, le malade est enlevé au milieu d'un délire violent qui annonce que le mal, de chronique ou de subaigu qu'il était, changeant de forme, a pris une acuïté incompatible avec la vie. Dans tous les autres cas, le mal reste subaigu ou chronique, peu intense, et progresse insensiblement; d'autres fois, au contraire, avec une rapidité peu commune, et la période de désorganisation des centres nerveux se produit. Alors la démence et la paralysie, quelquefois ensemble, quelquefois isolément, se déclarent, et, continuant leur marche lente ou rapide, arrivent plus ou moins promptement à une terminaison funeste.

Lorsque la phlegmasie s'est terminée brusquement, par son passage à l'état aigu, comme elle n'a point produit de démence ni de paralysie, on ne veut pas y voir la même maladie que celle qui s'est terminée par ces deux symptômes, et l'on en fait une maladie à part : la folie. C'est comme si l'on disait que la phlegmasie du poumon, qui s'arrêterait à la deuxième période (hépatisation rouge), n'était pas une pneumonie parcequ'elle n'a pas produit l'hépatisation grise. On ne le dit pas, je le sais; mais pour la plegmasie des centres nerveux, qu'on ne refuse pas de voir la même maladie dans celle qui s'arrête à la période de phlogose, et celle qui arrive jusqu'à la période de désorganisation.

S'étonnera-t-on de ce que la phlegmasie, commençant, dans quelques cas, immédiatement et sans transition, sans prélude, par la période désorganisatrice, donnât lieu, avant tout autre symptôme, chez l'un à la démence, chez un autre à la paralysie générale, et chez un troisième à un mélange de ces deux symptômes? Je ne pense pas qu'il y ait place ici à la surprise, surtout si l'on réfléchit que, d'une part, beaucoup de ces malades ont présenté un changement de caractère (Brière de Boismont) qui était un signe de la première période du mal dont la marche a été très-obscure et presque latente; et que, d'autre part, la phlegmasie des centres nerveux (méningite, encéphalite) n'est point tenue d'intéresser les fonctions intellectuelles, et qu'il peut ainsi se présenter un certain nombre de cas où ni la folie, ni le délire, ni même la démence ne se manifestent, bien que la phlegmasie soit réelle. Cela, d'ailleurs, est prouvé par cette observation que la méningite et l'encéphalite classiques ne sont point connues pour produire des troubles mentals; ce qui prouve bien l'existence de faits où cette absence est réelle, quoique la maladie ne puisse pas être contestée.

Maintenant que dans le cours de ces démences et de ces paralysies d'emblée, il survienne des désordres des facultés intellectuelles, folie, délire ou démence, ou même un retour à la santé, ne le comprendrait-on pas? La phlegmasie, quoique désorganisatrice, ne l'est pas d'emblée; elle n'arrive point tout-à-coup à son apogée. Elle débute par un état de congestion qui opprime les facultés, mais sans les détruire à toujours, puisque ce premier état congestif peut se dissiper encore. Ce n'est que par des atteintes répétées, et d'abord infructueuses, que la phlegmasie attaque l'organisation de la substance nerveuse, qui avant d'être ramolie, c'est-à-dire détruite en tant qu'organe, est d'abord engorgée seulement et annulée en tant que fonction, mais non pour toujours. Dès-lors, le retour à la santé est possible et on l'a observé, mais ce n'est point pour longtemps. L'irruption de la folie peut avoir lieu dans ces moments au lieu d'un retour à la santé; car cet état de congestion, oppressive des facultés du système nerveux, peut faire place à un travail pathologique aigu qui détermine le délire et la folie.

On voit que tout s'enchaîne et s'explique ici naturellement, que tout est d'accord avec ce que l'on sait de la marche des phlegmasies des centres nerveux, et avec celle de toutes les inflammations chroniques en général. Il n'y a nulle hypothèse à faire pour comprendre ces faits.

Deuxième cas. — Voyons si les maladies aliénipares, qui n'ont pas de lésions anatomiques, offrent plus de difficultés et ne permettent pas de comprendre la réunion de tous les symptômes folie, démence et paralysie dans le cours de leur développement.

Je m'attends à ce qu'on m'accorde la folie à titre de symptôme des affections sans lésions, comme l'hystérie, les anémies, etc., etc. On est habitué à y trouver des troubles de l'intelligence. Mais on me contestera, je le pense, l'existence de la démence et de la paralysie générale comme symptômes de ces maladies; et l'on exigera que je les en détache complètement pour en faire des maladies à part.

Je réponds : tout d'abord, la paralysie générale progressive et la démence, dépourvues de lésions organiques, sont réelles, mais elles sont rares, comparativement à celles qui en sont accompagnées, et leur nombre diminuera de plus en plus à mesure que l'on perfectionnera les recherches anatomiques. Il n'y a donc qu'un nombre peu considérable de faits à rattacher aux névroses, aux anémies et aux autres maladies sans lésions; et cela rend déjà le fait plus facile à admettre.

Secondement, je ne conçois point pourquoi l'on refuserait aux affections dites *sine materiâ* la possibilité de faire naître la démence et la paralysie générale progressive. Serait-ce parce que ces symptômes sont incurables, ou parce qu'ils ont des caractères particuliers? Ni l'une ni l'autre raison n'est valable; car l'hystérie, la chorée et l'épilepsie, arrivées à une période avancée, donnent naissance à des anesthésies et à beaucoup d'autres troubles qui ne se modifient plus et qui font le désespoir des malades et des médecins. Dans les empoisonnements, ceux même qui n'ont aucune lésion appréciable, on voit se produire aussi des désordres définitifs et qui persistent même après que l'agent toxique a cessé d'agir.

Ainsi, l'incurabilité des symptômes appartient aussi bien aux maladies sans lésions appréciables qu'aux maladies qui ont des désordres anatomiques faciles à constater.

Quant au caractère particulier du symptôme, il n'est qu'apparent. Pour la démence, elle n'offre rien de spécial lorsqu'elle survient chez les épileptiques, chez les choréiques, chez les individus atteints d'intoxication, soit par les narcotiques, soit par l'alcool, le plomb ou le mercure : c'est toujours la démence.

La paralysie générale progressive peut, au premier abord, paraître une affection fort différente de toutes les autres paralysies. Cependant, en y portant un peu d'attention, on voit qu'elle n'en diffère qu'en un seul point : en étendue; car sa progressivité ne lui est pas propre; c'est la marche naturelle de toute paralysie lente; c'est celle de la paralysie de l'hystérie, de la chorée, de l'épilepsie, du rhumatisme, de l'empoisonnement saturnin, etc. Partout elle commence d'une manière insensible, pour se prononcer de plus en plus, et finit par une abolition de mouvement qui n'est jamais complète, car ce serait la mort, et une mort foudroyante.

Toute la différence entre les unes et l'autre c'est l'étendue. La paralysie progressive est générale, c'est-à-dire qu'elle frappe tous les muscles de la vie de relation; et cela seul suffit pour imprimer des caractères tout particuliers comme la gêne de la prononciation de certaines lettres, une marche singulière, une immobilité étrange du masque facial, etc., etc. Mais réunissez par la pensée deux hémiplégies lentes sur un même individu, vous aurez la paralysie générale progressive.

Il n'y a donc dans la paralysie générale progressive rien de spécial que l'étendue du trouble de la motilité. Or, est-ce là, je le demande, une condition suffisante pour faire de ce symptôme quelque chose de distinct et de spécifique?

Or, si ces symptômes démence et paralysie générale n'ont rien de spécial, pourquoi ne les rattacherait-on pas à la maladie dont sont atteints ceux qui les présentent?

Toutes ces maladies, qu'on le remarque, troublent l'intelligence et le mouvement. Le délire et la folie sont communs et très-connus chez les choréiques, les épileptiques, les hystériques et dans tous les empoisonnements. La démence succède à ces troubles comme chez tous les aliénés. Ne doit-on pas y voir la dernière période du mal qui a produit les premiers symptômes?

Quant à la paralysie partielle, elle est trop fréquente dans toutes ces maladies, pour qu'il soit besoin de démontrer le fait. Qui ne connaît les paralysies des hystériques, des choréiques, de l'empoisonnement saturnin, etc.? Qu'au lieu d'être locale, elle devienne générale, ce qui ne dépend absolument que de l'intensité du mal et non de sa nature, la paralysie générale progressive existe, puisque toute paralysie lente est progressive de sa nature.

Enfin, dernière considération qui a bien sa valeur, la folie, la démence et la paralysie générale progressive se développent successivement chez un même malade, atteint ou non d'une maladie à lésions; souvent ces symptômes se succèdent sans qu'il y ait interruption entre eux, sans intervalle appréciable ; souvent même il y a en quelque sorte enjambement des périodes, et la démence et la paralysie surviennent avant que le malade ait cessé d'être fou; c'est une série continue de troubles. Et l'on ne verrait pas là une seule et même maladie, passant par des périodes successives? Lorsque le malade est monomaniaque, puis maniaque, puis dément et enfin paralytique, il aurait eu quatre maladies différentes se faisant complaisamment place l'une à l'autre? Cette interprétation est contre toutes les lois du bon sens.

Ne voit-on pas que non-seulement toutes ces périodes sont liées, enchaînées l'une à l'autre, mais que le mal suit une marche évidemment ascendante, qui prouve que c'est le même mal qui progresse; d'abord léger, fugace, peu durable, il prend plus tard plus d'énergie, plus de tenacité et de durée, et, enfin, il aboutit à une période à laquelle il devient immobile, incurable et définitif. Tout cela est logique et dans la nature de tous les faits pathologiques. Le cancer, le tubercule, la phlegmasie, pour les lésions organiques, l'hystérie, la chorée, l'épilepsie, pour les névroses, n'ont pas une autre marche. Ces maladies d'abord légères, d'abord curables, reparaissent plus sérieuses et plus difficiles à guérir, et elles arrivent enfin à un moment où l'incurabilité est absolue.

Cela établi, on comprendra mieux la vie pathologique des malades; on concevra que s'il a des retours d'accès de folie, bien que séparés par un intervalle quelquefois considérable, cet aliéné n'a pas deux ou plusieurs maladies de nature différente, mais une seule qui marche par attaques, et que ses accès sont les actes séparés d'une même affection.

On comprendra que s'il est monomaniaque aujourd'hui, maniaque demain, il n'aura pas eu deux affections différentes, mais que celle qu'il avait était d'abord à son état le plus léger et qu'une de ces exacerbations si communes dans les affections subaiguës ou chroniques a développé des symptômes plus aigus, mais de peu de durée, en général.

Que si la folie fait place à la démence ou à la paralysie, ce ne sont pas des maladies nouvelles qui surviennent, mais des périodes plus avancées, plus graves du mal, qui se sont produites par l'évolution naturelle de celui-ci.

On comprendra ainsi qu'entre ces périodes successives qui doivent se remplacer, il ne se fait pas un passage brusque, net, tranché, qui fait que le symptôme le plus avancé s'installe tout-à-coup et définitivement, mettant fin au symptôme de la période précédente; au contraire, une lutte semble s'établir entre la période la plus avancée, qui veut se rendre maîtresse de l'organisme, et la précédente qui va disparaître; de là un mélange des symptômes de ces deux périodes pendant un temps infiniment variable, de quelques heures à plusieurs années. Dans quelques cas encore assez fréquents, le mélange des symptômes des trois périodes a lieu sous le regard étonné de l'observateur qui démêlera dans ces faits étranges ce qui appartient à chaque époque.

Ce que nous venons de dire rendra donc moins étonnants ces faits où l'on voit les aliénés passer des hallucinations à la manie ou à la monomanie, de celles-ci à la démence et revenir à ces premiers désordres pour retomber ensuite dans la démence et la paralysie, faits complètement incompréhensibles, si ces symptômes caractérisent des maladies distinctes et de nature différente; et au contraire très-concevables s'ils ne sont que des périodes différentes du même mal.

Il n'y aura plus lieu de séparer les cas où les malades n'ont jamais eu que de la folie, de ceux où, avec ou sans ce symptôme, ils ont présenté de la démence ou de la paralysie générale. Si ce sont des maladies distinctes, comment concevoir la réunion des deux, des trois maladies chez certains malades et leur isolement chez d'autres? Si ce sont des périodes seulement, on comprend que certains malades ne dépassent pas la première, ou la seconde, et que d'autres arrivent au complet développement de leur affection. N'est-il pas des tuberculeux qui meurent à la période de congestion pulmonaire, d'autres à l'époque des granulations, au lieu d'arriver au ramollissement de leurs produits morbides?

Enfin, on ne se méprendra plus sur ces prétendues guérisons de la folie, qui n'empêchaient pas les malades d'y retomber très-rapidement. On ne se fondait, pour déclarer les aliénés guéris, que sur la seule disparition du trouble mental. Aujourd'hui que celui-ci n'est qu'un symptôme, sa cessation ne peut suffire pour démontrer toujours que la maladie réelle qui le produit a cédé elle-même complètement. La disparition du trouble mental n'est que l'abolition de l'un seulement de ses symptômes. C'est une amélioration, sans aucun doute; mais pour que la guérison existe, il faut encore que tous les autres troubles dus à la maladie vraie aient eux-mêmes disparu sans retour. Si, dans l'examen des malades, on avait été guidé par ces idées positives, on aurait pu maintes fois constater à la sortie de ceux que l'on considérait comme guéris, parce qu'ils n'étaient plus aliénés, qu'ils emportaient encore avec eux une foule de troubles, du côté tantôt de la sensibilité ou de la motilité, tantôt des grandes fonctions de la vie sensitive; et l'on aurait été certain qu'ils conservaient encore leur épine, prête à reproduire de nouveaux accidents et à réveiller la folie. Toutes les fausses guérisons attribuées au fameux traitement moral étaient dans ce cas. J'ai vu les malades rendus à la santé par Leuret; la plupart sortaient aussi fous qu'à leur entrée à Bicêtre; ils avaient réussi à dissimuler, et le maître était de bonne foi en les croyant rétablis. Mais ceux qui avaient réellement cessé de délirer conservaient de nombreux troubles qui démontraient que l'intelligence seule avait cessé d'être malade, et que la cause du mal, la vraie maladie, était encore tout entière attachée aux malheureux, comme la flèche dans les chairs de l'animal blessé.

Cette disparition d'un seul symptôme sans que la guérison soit réelle se reproduit dans toutes les maladies du cadre nosologique. La pleurésie peut fort bien cesser de produire son point douloureux sans que la phlegmasie cesse pour cela d'exister. Le malade atteint de méningite, de fièvre typhoïde, peut fort bien n'avoir plus de délire et avoir encore sa méningite et sa fièvre typhoïde. Le phthisique peut ne plus avoir d'hémoptysie et conserver ses tubercules pulmonaires. Le diabétique peut n'avoir plus de sucre dans l'urine et être aussi gravement malade qu'avant.

L'important, dans tous ces cas, est de consulter les autres fonctions de l'économie et de ne juger qu'après qu'elles auront répondu. Si toutes sont saines, le malade peut être guéri; sinon, non.

FOLIE, DÉMENCE

ET PARALYSIE GÉNÉRALE PROGRESSIVE

ESSENTIELLES.

Notre ignorance nous avait entretenus jusqu'ici dans la croyance erronée que la folie, la démence et la paralysie progressive étaient toujours des maladies essentielles, c'est-à-dire indépendantes de toute autre et constituant par conséquent des entités ou espèces morbides.

Il est désormais avéré que ce sont des symptômes de maladies nombreuses, de nature et de gravité différentes, et qu'elles sont les analogues du délire, de la paralysie, de la douleur, etc.

Or, de même que ces symptômes ne peuvent pas toujours être rapportés à une maladie déterminée, de même les trois symptômes qui nous ont occupé jusqu'ici ne pourront-ils pas, dans quelques circonstances rares, n'avoir aussi aucune attache appréciable à une maladie quelconque? Et ne sera-t-on pas contraint d'en faire, ainsi que pour tous les symptômes isolés, des états essentiels, de vraies maladies? Comme on a dû laisser dans les cadres nosologiques des convulsions, des paralysies, des hémorrhagies essentielles, formant à elles seules des maladies, peut-être devra-t-on admettre encore des folies, des démences et des paralysies générales essentielles, à titre d'espèces nosologiques.

Lors même qu'il en devrait être ainsi, comme je le pense, ce ne serait là qu'un témoignage de notre impuissance à obtenir la vérité tout entière, et les efforts devront tendre à diminuer de plus en plus le nombre des cas qui doivent y rentrer. Ce nombre, d'ailleurs, est singulièrement limité dès à présent, puisque l'on aura la possibilité d'en séparer tous les faits dont j'ai présenté l'analyse plus haut et que nous avons appris à rapporter à des maladies nombreuses, différentes, mais d'ailleurs bien connues et bien étudiées depuis de longues années.

La proportion des folies, démences et paralysies progressives essentielles ne sera pas plus considérable que celle des convulsions et des paralysies essentielles, et, comme celles-ci, elles diminueront tous les jours.

C'est sur ces quelques cas rares, dont nous admettons la possibilité, mais dont nous déclarons avoir été assez heureux pour ne jamais rencontrer d'exemples, que pourront s'exercer les doctrines aliénistes et le traitement moral. Nous les leur abandonnons sans regret, sûr que nous sommes de ne point délaisser un riche butin. C'est par prévoyance et par acquit de conscience que nous avons signalé ces faits possibles, plus que par une conviction propre de l'essentialité réelle, dans quelques cas, des symptômes que nous avons étudiés, et pour que l'on ne nous accuse pas d'être exclusif et systématique.

CONCLUSION.

Cette étude a pour résultat capital de rattacher la médecine mentale à la pathologie ordinaire, en restituant à celle-ci à titre de syptômes purs la folie, la démence et la paralysie générale progressive. Ces trois troubles fonctionnels appartiennent désormais à de nombreuses maladies déjà connues, définies et classées. Ils ne constitueront plus ces maladies étranges, sans analogie, que la médecine mentale avait inventées; ils ne seront plus que des symptômes dont les conditions productrices sont la matière de la nosologie ordinaire.

Il résulte aussi de cette réunion de la folie, de la démence et de la paralysie générale aux maladies connues dont elles sont les symptômes, que dès à présent la description de ces maladies devra être complétée par l'indication de ces expressions pathologiques oubliées jusqu'ici. Par conséquent, en décrivant la méningite, l'hystérie, la chorée, etc., etc., et toutes les maladies que nous avons énumérées, on devra placer dans leur symptomatologie les symptômes nouveaux dont il s'agit ici, et faire pour chacune d'elles une ou plusieurs formes nouvelles non encore décrites.

Il y aura ainsi une méningite avec folie, avec démence, avec paralysie, outre les formes habituelles étudiées par la pathologie ordinaire. L'hystérie devra comporter l'adjonction de ces mêmes formes, etc., etc.

M. Andral avait décrit une forme de congestion cérébrale avec délire et lui avait rapporté la calenture. C'est de la même manière qu'on devra lui rapporter certaines formes de folie plus ou moins aiguë. J'ai vu avec regret rejeter la description de M. Andral dont l'exactitude est attestée par tous les observateurs; car qu'est-ce, en effet, que l'insolation qui détermine le délire et la folie, sinon une congestion véritable des centres nerveux?

Je m'attends à des contestations à ce sujet.

Mais devra-t-on s'étonner que des maladies qui troublent toutes les fonctions du système nerveux central et périphérique, puissent faire naître la folie, la démence et la paralysie générale progressive qui ne sont que des perturbations des mêmes fonctions? Il m'est impossible de comprendre que ce soit là une difficulté.

D'ailleurs, si l'on remarque que toutes les obscurités, toutes les contradictions, toutes les impossibilités de l'histoire de la folie, de la démence et de la paralysie, sont entièrement dissipées; que tout se conçoit sans peine; que l'on n'est point obligé de recourir à des subtilités pour rendre compte des faits; que l'on n'a plus besoin de laisser un grand nombre de ceux-ci de côté ou de les modifier pour les adapter aux théories; qu'on ne devra plus retrancher aux uns, ajouter aux autres, pour les faire passer par la filière d'une doctrine; que l'étude du symptôme folie, dégagée des questions anatomiques, peut être faite avec le plus grand profit à l'aide d'une psychologie exacte; qu'il n'y a désormais plus de mystère sur ce sujet, si longtemps abandonné de la médecine ordinaire et qui avait fini par exiger une sorte d'initiation éleusiaque pour être abordé, — on devra avouer que la réalité de notre conception est démontrée d'une manière certaine et définitive.

Dans un deuxième mémoire, nous traiterons avec détail toutes les questions psychologiques importantes qui se rattachent à l'aliénation mentale, et nous montrerons combien les considérations que nous venons de présenter sur sa valeur nosologique, simplifient une étude si capitale, en réduisant à un trouble psychique ce que l'on avait jusqu'ici tenu pour une maladie complète. Nous prouverons combien ce sujet devient clair, combien il est facile de le définir et de jeter une lumière vive sur les points obscurs jusqu'ici de son étude. On verra, pour citer un exemple, que la question de savoir si les hallucinés sont ou ne sont pas des fous se résout nettement et franchement, sans qu'il puisse rester d'ambiguïtés et de doutes, tout reposant sur des faits réels, directement appréciables pour tout le monde.

Nous établirons que tous les troubles de l'esprit ne sont pas la folie ; nous déterminerons ceux qui ne peuvent porter ce nom, et nous montrerons combien d'erreurs graves et déplorables ont été commises faute d'avoir pu faire cette distinction capitale.

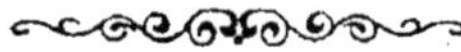

CONSTANTINE. — TYPOGRAPHIE L. MARLE.

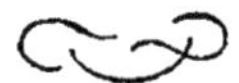

www.ingramcontent.com/pod-product-compliance
Ingram Content Group UK Ltd.
Pitfield, Milton Keynes, MK11 3LW, UK
UKHW020317220726
13923UKWH00003B/1215